Docteur Adrien VIGNAL

DE LA FACULTÉ DE MÉDECINE DE PARIS
INTERNE DES HOPITAUX ET DE LA MATERNITÉ DE ROUEN
PRIX D'ANATOMIE DU CONSEIL GÉNÉRAL DE LA SEINE-INFÉRIEURE (1912)
PRIX DUMÉSIL (1913)
PRIX H. PILLORE (MÉDAILLE D'OR, 1914)
PROSECTEUR A L'ÉCOLE DE ROUEN
MÉDAILLE D'ARGENT DES ÉPIDÉMIES
MÉDAILLE MILITAIRE (1915)

Des Métrorragies
« dites Essentielles »
et de leur traitement

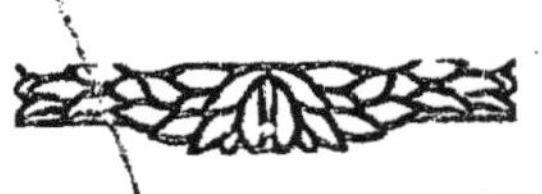

PARIS

JOUVE & Cie ÉDITEURS

15, Rue Racine, 15

1922

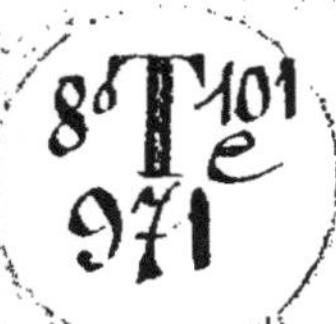

" DES MÉTRORRAGIES DITES ESSENTIELLES "

ET DE LEUR TRAITEMENT

Docteur Adrien VIGNAL

DE LA FACULTÉ DE MÉDECINE DE PARIS
INTERNE DES HOPITAUX ET DE LA MATERNITÉ DE ROUEN
PRIX D'ANATOMIE DU CONSEIL GÉNÉRAL DE LA SEINE-INFÉRIEURE (1912)
PRIX DUMÉNIL (1913)
PRIX H. PILLORE (MÉDAILLE D'OR, 1914)
PROSECTEUR A L'ÉCOLE DE ROUEN
MÉDAILLE D'ARGENT DES ÉPIDÉMIES
MÉDAILLE MILITAIRE (1915)

Des Métrorragies
« dites Essentielles »
et de leur traitement

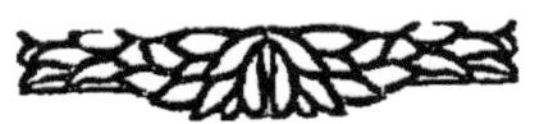

PARIS

JOUVE & Cie ÉDITEURS

15, Rue Racine, 15

1922

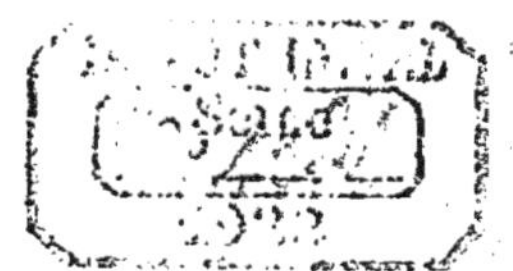

A LA MÉMOIRE DE MA MÈRE

A MON PÈRE

*Témoignage de filiale affection
et de profonde reconnaissance.*

A MON FRÈRE

A MES SŒURS

A MES AMIS

A LA MÉMOIRE DE MES CAMARADES
TOMBÉS AU CHAMP D'HONNEUR

A MESSIEURS LES PROFESSEURS
DE L'ÉCOLE DE MÉDECINE DE ROUEN

A MES MAITRES DANS LES HÔPITAUX DE ROUEN

Monsieur le Professeur R. BRUNON
Directeur de l'Ecole de Médecine et de Pharmacie
Chevalier de la Légion d'honneur
(Internat 1912-1913)

Monsieur le Professeur JEANNE
Membre correspondant de la Société de Chirurgie
(Externat 1911-1912)
(Internat 1919-1920)

Monsieur le Docteur PETITCLERC
Chevalier de la Légion d'honneur
(Internat 1913-1914)

Monsieur le Docteur MAGNIAUX
(Internat 1920-1921)

Monsieur le Professeur DÉVÉ
Chevalier de la Légion d'honneur
Membre correspondant de l'Académie de Médecine

Monsieur le Professeur HALIPRÉ
Chevalier de la Légion d'honneur

Monsieur le Professeur CERNÉ
Chevalier de la Légion d'honneur

Monsieur le Professeur BATAILLE
Officier de la Légion d'honneur

Monsieur le Docteur PAYENNEVILLE
Chevalier de la Légion d'honneur

Monsieur le Professeur MARTIN
Chevalier de la Légion d'honneur

Monsieur le Professeur LONGUET
Chevalier de la Légion d'honneur

AVANT-PROPOS

1909-1922 : Il nous faut faire un petit effort de mémoire pour nous souvenir du temps où nous commençions nos études médicales, et à ceux qui pourraient s'étonner de nous voir aujourd'hui seulement laisser l'hôpital, où nous avons recueilli près de nos maîtres un enseignement de chaque jour si précieux, nous répondrons, que nous avons considéré comme un devoir, après une absence de presque cinq années, de revenir au lendemain de la guerre, achever notre internat.

Et c'est pour nous, une agréable tâche d'adresser à tous nos maîtres de l'école et des hôpitaux de Rouen nos remerciements les plus reconnaissants pour la bienveillance avec laquelle ils nous ont éclairé de leurs leçons si profitables et de leur sagacité clinique.

Que tous ceux que nous avons précédemment cités croient à la grande sincérité de nos sentiments. Il nous semblerait cependant faire preuve d'ingratitude si nous ne remerciions pas d'une façon toute spéciale M. le Dr Jeanne. Chirurgien de l'hospice général, inspirateur de cette thèse, qui, pendant plus de deux années nous fit bénéficier de son enseignement si clair, si précis, et qui nous prodigua toujours des marques de grande sympathie dont nous conserverons le souvenir reconnaissant et respectueux.

Nous adressons également nos remerciements à M. le Dr Brunon, M. le Dr Petitclerc, M. le Dr Magniaux, nous rappelant que c'est aussi à eux que nous devons d'avoir accompli un internat des plus profitable grâce à leur bienveillance, à leurs conseils éclairés et à leur sens clinique si apprécié.

Et parce que nous avons eu pendant plusieurs mois, en 1919, l'honneur de suivre son service, nous prions M. le Professeur Carnot de bien vouloir agréer nos sentiments fidèlement reconnaissants.

M. le Dr A. Siredey voudra bien nous permettre ainsi que M. le Dr Gagey de leur dire combien nous avons été touché de l'amabilité dont ils ont fait preuve à notre égard en nous donnant des observations inédites et des renseignements précieux relatifs aux métrorragies « dites essentielles » et à leur traitement.

" DES MÉTRORRAGIES DITES ESSENTIELLES "

ET DE LEUR TRAITEMENT

INTRODUCTION

Parler de métrorragies essentielles semble un peu suranné. Essentielles, idiopathiques, cryptogénétiques, ce ne sont que des termes d'attente, car il n'y a pas plus de métrorragies essentielles qu'il n'existe d'hydrocèles ni d'ascites essentielles, mais force nous est, à l'heure actuelle de nous servir encore de ce qualificatif puisque, justement nous voulons, dans ce travail, essayer de donner une autonomie clinique à un certain nombre de faits, dont la symptomatologie se réduit à l'hémorragie utérine seule.

Nous nous appuyons d'ailleurs sur la haute autorité de M. A. Siredey, qui, en juin 1921, après avoir rapporté à des causes nettement établies, la plupart des ménorragies de la puberté considérées longtemps comme essentielles, écrivait : « Il existe cependant en dehors de ces causes, des métrorragies sans lésions des divers organes. Il s'agit probablement d'un simple trouble fonctionnel que le repos suffit pour faire disparaître complètement.

Nous consignons plus loin des observations où malgré des recherches cliniques, histologiques, hématologiques minutieuses, nous n'avons pu rattacher ces pertes sanguines à des causes ordinairement invoquées. Et parce que certaines de ces métrorragies sont parfois très graves, il nous semble qu'un seul symptôme capable de mettre en danger la vie de la jeune fille ou de la femme, mérite d'avoir un chapitre spécial dans la pathologie gynécologique et chirurgicale où jusqu'alors il ne nous semble pas occuper, dans certains traités classiques, la place qui lui est due.

HISTORIQUE

Il est un fait incontestable lorsqu'on veut suivre l'étude des métrorragies « dites essentielles », c'est que leur cadre se rétrécit de plus en plus ces dernières années surtout, si bien que nous sommes persuadé, comme nous l'avons déjà énoncé, que lorsque nos moyens d'investigation seront plus riches encore, il paraîtra anti-scientifique de les mentionner.

Nous nous bornerons, dans cet historique, à ne citer que quelques auteurs. Witehead, en 1846, publie l'observation d'une jeune fille de 17 ans, qui sans aucun trouble de la santé générale, voit ses règles suivies d'hémorragies durant dix jours et qui, peu de temps après fait des pertes sanguines utérines si graves, qu'elle meurt. A l'autopsie, on ne trouva aucune lésion organique. Dupuy, thèse de Paris 1892, observation V, cite le cas d'une autre jeune fille de 14 ans, morte d'une hémorragie utérine d'une durée de vingt jours. A l'autopsie « tout était sain ».

Mentionnées par Potheau en 1873, elles font l'objet de la thèse de Dupuy : « Métrorragies essentielles, idiopathiques » où douze observations concernant surtout des vierges sont rapportées.

Empis soupçonne l'origine ovarienne de certaines de ces métrorragies.

Brouardel et Guéneau de Mussy pensent qu'il peut s'agir

de vascularisation anormale de la muqueuse utérine ; Jaccoud, que ces hémorragies sont sous la dépendance d'une tension artérielle et veineuse exagérée.

MM. Siredey et Lemaire, dans *le Journal des praticiens* en 1899, apportent des observations de « métrorragies essentielles» des jeunes filles et donnent une étude approfondie de leur traitement.

Dans *la Gazette des hôpitaux* du 3 juillet 1906, M. Dalché, insistant sur le rôle de la sécrétion interne de l'ovaire, fait de certaines métrorragies, une manifestation de l'hyperovarie.

Dans leur *Traité de Gynécologie*, MM. Faure et Siredey, à l'étiologie des métrorragies, mentionnent ces pertes utérines de la puberté et de la ménopause « en quelque sorte essentielles » aggravées par les ferrugineux et les toniques, et les font dépendre de troubles de la santé générale et citent des ménorragies familiales qui ne sont pas sans corrélation avec le neuro-arthritisme.

Bourigault et plus tard Mlle Gaboriau en 1919 étudient les métrorragies « dites essentielles et crépusculaires de la ménopause » dont M. le Dr Vinay de Lyon donne une description de « ces métrorragies qui peuvent éclater tout à coup au milieu de la santé la plus brillante et souvent se rencontrent d'une façon irrégulière, puis après quelques jours cessent sans accident spécial. Habituellement leur gravité est minime, mais dans quelques cas, elles provoquent des symptômes inquiétants en raison de leur abondance et aussi de leur durée. On en a même signalé qui persistèrent dix à douze ans, en l'absence de toute lésion utérine. On est même obligé alors d'en arriver à des

opérations radicales comme la castration et même l'extir-
-pation de l'utérus et des annexes ».

Il semble bien établi maintenant, qu'en ce qui concerne
ces métrorragies de la ménopause, la plupart d'entre elles
sont sous la dépendance d'une sclérose utérine. Ne trouve-
t-on pas souvent chez ces personnes des utérus durs, gros
avec muqueuse hyperplasiée, tendus avant l'hémorragie,
petits lorsque l'écoulement sanguin a cessé ? « l'utérus
-accordéon » selon la comparaison de M. Siredey.

Nouvelle atteinte encore que celle reçue par les métrorragies idiopathiques par le type individualisé par
M. E. Weil (1). « Les ménorragies de la puberté par
dyscrasie sanguine », caractérisées par l'indolence des
pertes, la coagulation du sang veineux retardée et anormale, la teinte cholémique du sérum, la tendance hémo-
philique dans la lignée maternelle, des manifestations
cutanéo-muqueuses, et des hémorragies complémentaires
concomitantes ou supplémentaires.

Et nous arrivons aux travaux de MM. Siredey, Dalché,
Lévi et Rothschild, la thèse de Mlle Denis en juillet 1921
réduisant presque à néant les métrorragies essentielles.

Pour ces auteurs et pour M. Siredey d'abord (2) l'étude
des causes des métrorragies des jeunes filles prises souvent pour des métrites hémorragiques est un problème des
plus complexes dont la solution est parfois très difficile à
trouver.

L'étiologie en peut être si vaste qu'avant de cataloguer
une ménorragie ou une métrorragie « idiopathique » il
faut être sûr qu'elle n'est point un signe de :

1. Bourdeaux, thèse de Paris, 1919-1920.
2 *Journal de Médecine et de chirurgie*, 10 juin 1921.

Tare héréditaire ou acquise.

Rétrécissement mitral primitif (Durozier, Landouzy, Marshall).

Cholémie familiale.

Ictère à rechutes.

Coliques hépatiques.

Appendicite chronique.

Entéro-albuminurie (Saizy).

Paludisme.

Hérédo-syphilis.

Altérations du sang; chlorose (Trousseau) ; hémophilie.

Troubles du système nerveux (maladie de Basedow).

Neuro-arthritisme (Richelot).

Troubles digestifs : Constipation chronique, cause de congestion pelvienne et utérine (Nigel-Sark).

Intoxication par ptomaïnes (Castan).

Albuminurie (Johnson).

Intoxication phosphorée, par l'opium, le salicylate de soude, l'arsenic. Ictère grave. Scorbut, purpura. Désordres de glandes vasculaires sanguines. M. Dalché, dans ses leçons cliniques et thérapeutiques sur les maladies des femmes, 1921, décrit, comme causes possibles de ces métrorragies :

1° *Des troubles nerveux.* — Pourtant pour cet auteur, la métrorragie névropathique est rare, et en ce qui concerne l'hystérie, rappelons-nous la phrase de M. Babinski : « Cette histoire n'est plus qu'une légende », et il est bien osé d'attribuer au système nerveux comme le faisaient Félix Plater, Martin et Mora des hémorragies utérines survenant deux à trois fois par mois, de même que les hémorragies réflexes par vers intestinaux et troubles sympathiques (métrorragies provoquées par l'allaitement) (1). Avec Lancereaux, M. Dalché croit cependant à l'existence de métrorragies névropathiques chez des neurasthéniques à l'occasion d'émotions, de traumatismes, au cours d'hyperémies ovariennes, d'annexites congestives, de même qu'à celles causées par des névralgies lombo-abdominales;

2° *L'hyperovarie*, se révélant par une sexualité féminine, une puberté, une intelligence précoces, des douleurs puis de la dysménorrhée nerveuse qui se greffe sur de la dysménorrhée congestive, de l'harmonie des formes, de la pâleur anémique « à la longue » à cause des ménorragies et des métrorragies fréquentes, du nervosisme, une fécondité parfois remarquable, une ménopause souvent tardive. L'hyperplasie semble caractérisée par des ovaires hypertrophiés (Virchow) à laquelle s'ajoute une hypersécrétion interne ;

3° *L'instabilité ovarienne* (Léopold Lévi), « ataxie ovarienne » de Jayle, phases d'hypovarie succédant à des crises d'hyperovarie se manifestant par des ménorragies et de la dysménorrhée, souvent signes d'un syndrome pluriglandulaire ;

4° Alors que l'insuffisance ovarienne coïncide souvent avec un syndrome de Basedow frustre, se manifestant par une menstruation peu abondante et douloureuse, l'*insuffisance ovaro-thyroïdienne* avec le type assez fréquent de petite insuffisance thyroïdienne de Léopold Lévi et de Rothschild, provoque parfois des métrorragies virginales succédant à des phases d'aménorrhée : ces métrorragies survenant alors qu'il se produit de l'hyperovarie.

1. *Journal médical de Bordeaux*, 1878-1879.

Gondal, dans sa thèse en 1919, a signalé des métrorragies au cours d'un syndrome adiposo-génital d'origine hypophysaire ; mais le plus souvent, ce syndrome se traduit par de l'aménorrhée qui peut être complète.

Il est à noter que certaines métrorragies m. ;..usiques sont sous la dépendance de l'hyperépinéphrie (Tuffier et Mauté) qui avec l'insuffisance ovarienne se traduit par de l'hypertrichose, de l'hypertension.

Ces syndromes peuvent varier à l'infini mais, qu'il nous suffise d'en connaître la possibilité pour pouvoir, avant de porter le diagnostic de métrorragie « dite essentielle » être en droit de présumer que nos malades ne sont point des « endocriniennes ».

Question complexe, arduc ; mais la lecture des observations que nous publions montrera que les métrorragies dont furent atteintes les personnes qui en sont l'objet ne semblent point rentrer dans le domaine des causes à hémorragies utérines ci-dessus exposées.

TABLEAU CLINIQUE

Avant de faire un tableau d'ensemble des signes cliniques des métrorragies dites essentielles, il nous paraît logique de présenter des observations rentrant dans deux groupes assez distincts :

1° *Groupe des métroragies dites essentielles sans atteinte grave de la santé générale.*

2° *Groupe, avec gravité de l'état général.*

Premier groupe

Observation 1 (M. le D' Jeanne). —MlleS..., 17 ans, soignée par M. le D' Vassaux de Saint-Saëns. Réglée régulièrement depuis l'âge de 13 ans. Bien portante quoique mince, alerte, sans aucun signe d'insuffisance thyroïdienne ou autre. Aucune tare héréditaire. En décembre 1920, pertes avec caillots qui durent quinze jours et finissent par s'arrêter après absorption d'ergotine et d'hémostyl. Règles suivantes abondantes et de durée variable. Au début de septembre 1921, pertes extrêmement profuses, devenant progressivement plus intenses. Médication : chlorure de calcium, ergotine en injections sous-cutanées, hamamélis, hydrastis, injections chaudes, tout est inefficace.

M. le D' Jeanne l'examine pour la première fois le 28 septembre avec son médecin : l'examen général, qui a été déjà pratiqué par trois docteurs, n'a rien découvert. Pas de rétrécissement mitral. Pas de troubles fonctionnels. L'hymen intact laisse difficilement passer l'index ; mais derrière lui, la cavité vaginale a été extraordinairement distendue par de gros caillots et forme une véritable ampoule large et longue tout en haut de laquelle le doigt rencontre un col bien conformé, lisse, à petit orifice circulaire. Le corps de l'utérus est à peine senti mais l'exploration, sauf au passage de l'hymen, est absolument indolente. Curettage, sous-anesthésie générale le 1er octobre. L'épaisseur de la muqueuse paraît normale. L'examen histologique des débris ramenés, fait par M. le Dr Devé, n'a dévoilé aucune altération.

Guérison. Mars 1922 : santé brillante.

Observation 2 (M. le Dr Siredey, inédite). — En 1915, M. Siredey est appelé en consultation avec M. le Dr Cleisz médecin des hôpitaux, et M. le Dr Dufournier. pour voir une jeune fille de vingt ans Mlle Z... qui avait des hémorragies utérines.

Réglée depuis la puberté (à 14 ans) ; règles abondantes. Les ménorragies augmentent tellement qu'un repos complet au lit est ordonné depuis trois mois ; à ce moment anémie intense. Aucun trouble de la santé générale. Les médecins ignorent la cause de ces hémorragies. Examen : toucher rectal : Utérus normal, annexes normales.

Tout a été fait comme traitement : ergotine, hamamélis, chlorure de calcium : rien n'agit. M. Siredey fait mettre de la glace sur le ventre. Le lendemain, l'hémorragie s'arrête et le médecin traitant téléphone avec enthousiasme au Dr Siredey.

Mais cette amélioration ne devait durer que trois jours, après lesquels l'hémorragie reprend et la glace n'amène plus de résultat. M. Siredey conseille un curettage qui est fait par M. le Dr Naudrot de Montargis, ami de la famille de la jeune fille.

Rien dans l'utérus.

Depuis, guérison complète.

Observation 3 (M. le Dr Halipré). — Mlle H..., 17 ans, Rouen.

Vierge, jeune fille de très bonne santé habituelle, aucune maladie grave de l'enfance.

Réglée à 13 ans, premières règles avec un peu de céphalée qui disparaît aux époques suivantes. Après quelques mois, règles plus fréquentes et plus abondantes. La famille n'y attache d'abord pas beaucoup d'importance étant donné la forte constitution de cette jeune fille qui est remarquablement vigoureuse pour une citadine. Bientôt cependant les règles se prolongent quinze jours même trois semaines, ne laissant qu'une période de dix jours de répit par mois. L'expulsion de caillots qui se produit plusieurs fois par jour provoque des douleurs, des vomissements. Le repos, la glace, les hémostatiques habituels sont sans effet. L'état général s'altère : pâleur des muqueuses, anémie, éréthisme cardiaque, bourdonnements d'oreille. Mais dès que l'hémorragie cesse, la situation se transforme, et les quelques jours sans pertes sanguines, suffisent à rétablir l'équilibre de santé. Enfin, les hémorragies s'espacent et tout rentre dans l'ordre sans laisser de traces.

Aujourd'hui, dix ans après le début de ces hémorragies, l'état de santé est parfait.

Observation 4. — Mme S..., 36 ans, demeurant au Houlme (S.-I.), pas de fausses couches, pas d'enfants, bonne santé générale; examen somatique négatif. Pas de troubles endocriniens; pas de pertes blanches. Réglée régulièrement depuis l'âge de quinze ans jusqu'en 1916. Puis ménorragies et métrorragies persistantes, depuis douze mois : deux curettages ont été pratiqués en février et en juillet 1917 par M. le Dr Bataille. Réapparition de règles normales, mais les mois suivants, les hémorragies utérines reprennent avec une abondance assez inquiétante.

Examinée par M. le Dr Jeanne en mai 1917 : rien n'est trouvé, pouvant expliquer ces pertes. Col normal, fendu transversalement (curettages antérieurs). Utérus normal. Annexes normales. L'insuccès des deux interventions pratiquées l'année précédente, l'anémie prononcée, amènent M. le Dr Jeanne à faire une hystérectomie abdominale sub-totale.

Examen de l'utérus : aucune autre altération de la muqueuse qu'une minceur très évidente de cette dernière.

A. Vignal 2

Observation 5 (M. le D' V... de Rouen). — Mlle R... T.,
d'Alizay (Eure), 32 ans, vierge, réglée à 14 ans 1/2 d'abord régulièrement. Vient consulter en 1900 le D' V..., qui, dans l'interrogatoire, apprend que cette fille un peu frêle a des règles irrégulières en abondance ; pas de diarrhée ni de constipation. Revue
en 1909, elle déclare avoir eu depuis près d'un an ses règles
tous les quinze jours.

De septembre à décembre 1909, ménorragies en mai 1911 :
métrorragies pendant huit jours avec douleurs au moment des
pertes. En octobre 1911 ces troubles persistant, M. le D' Jeanne
à qui elle est adressée par le médecin traitant, trouve à l'examen : utérus normal, annexes normales et non douloureuses au
toucher, pas de cardiopathie. Pas d'appendicite chronique.
Aucun signe d'insuffisance endocrinienne. Un curettage est fait
le 11 octobre 1911 : muqueuse utérine des plus mince, la curette
ne ramène rien d'anormal.

En juillet 1912 et en novembre, nouvelles ménorragies et
métrorragies. Depuis lors, aucun renseignement.

Observation 6 (M. le D' Jeanne). — Mme V,..., 47 ans, habi-
tant Vesoul, en villégiature à Rouen.

Deux grossesses normales, la dernière plus de vingt ans au
paravant.

Octobre 1913, bon état général. Métrorragies persistantes et
tenaces depuis plusieurs mois traitées en vain par la médication
hémostatique, les tamponnements, le sérum de cheval, etc.

Examen général négatif. Utérus et annexes normaux. Curettage le 25 octobre 1913. On pouvait craindre, en raison de l'âge
et de la répétition des pertes, un épithélioma cavitaire. L'opération fut proposée à la fois comme moyen de thérapeutique et
d'élément capital de diagnostic.

Le col se montra sans aucune érosion ni ulcération. Diamètre
vertical de l'utérus : 6 centimètres. La curette ne ramena pas
de fongosités mais toucha presque immédiatement le muscle.

Tout le tissu raclé et ramené au dehors formait un si minus-
cule amas qu'on ne put faire d'examen histologique.

Guérison sans incidents qui se maintenait deux ans après, sans récidive.

Observation 7 (thèse Denis, juillet 1921). — Mlle P... G., 21 ans, charcutière, entrée salle Bichat le 25 septembre 1916 dans le service de M. le Dr Siredey.

Antécédents héréditaires. — Mère, prolapsus utérin, sept enfants, trois morts. Rien de spécial.

Antécédents personnels. — Rougeole à 8 et à 11 ans, réglée à 13 ans une semaine; abondamment pendant quatre jours; aucune douleur. A l'occasion de fatigues, petites pertes qui ne modifient pas l'apparition des règles suivantes. Venue à Paris à 13 ans 1/2 en septembre 1908, elle est prise d'une perte de sang abondante. Pendant dix-huit mois, suppression des règles.

Bonne santé générale. Epistaxis deux à trois jours la semaine. En 1910, après ingestion de cachets de safran, elle est bien réglée deux ans. En 1912, elle revient à Paris où tous les deux jours elle a des hémorragies utérines abondantes au point d'être forcée de changer cinq ou six fois par jour de garniture. Aucune fatigue, pas d'amaigrissement, pas de pâleur. En mars, hémorragies plus abondantes. L'ergotine prescrite alors, arrête ces pertes pendant trois mois. mais les hémorragies reprennent jusqu'en juillet provoquant des malaises, du trouble de la vue, des bourdonnements d'oreille. Puis règles normales pendant presque un an.

En 1914, jour de la mobilisation, pertes continuelles, beaucoup plus abondantes quatre ou cinq jours par mois (surtout un mois sur deux), persistant sans interruption pendant tout le mois. L'hiver, ses règles sont moins abondantes que l'été. Aucun malaise, sauf quelques nausées. Consulte le 23 et entre le 25 septembre.

Examen : bien développée ; 65 kilos, rien aux poumons, cœur normal ; figure colorée, serait pâle l'été. Froid aux pieds presque constant. Dort bien, sauf quand les pertes sont abondantes. Alors elle a des cauchemars et des crises de larmes. Constipation.

Examen local : hymen intact.

Toucher rectal : utérus normal.

Repos absolu, glace sur le ventre.

Thyrodose, deux tablettes par jour.

2 octobre. — Même état, pertes abondance moyenne continuelles. Seigle ergoté : deux paquets de o gr. 5o pendant trois jours.

5 octobre. — Même état. Injections chaudes quatre fois par jour. Les pertes ont diminué, elles cessent le lendemain. Sortie le 19 octobre.

Revue le 15 janvier 1917. Aucune perte jusqu'au 8 novembre, quand pendant quinze jours, hémorragies continuelles non modifiées par les injections chaudes. Lit huit jours : arrêt complet des pertes.

Reprise des hémorragies huit jours après pendant trois semaines.

Revue le 3o mai 1917, nouvelles hémorragies le 26 janvier, repos au lit jusqu'au 3 février, elle se lève, nouvelles pertes qui se renouvellent du 24 février au 2 mars, depuis rien, bon état général.

Observation 8 (M. le Dʳ Carpentier). — Mlle G. M..., 18 ans. Petit Quevilly.

Consulte en juin 1918 pour métrorragies qui datent de quatre mois.

A vu préalablement le Dʳ K... qui l'a mise au repos et a prescrit de l'ergotine en potion plusieurs fois renouvelée sans résultat. Depuis médication « reconstituante ».

Examen : jeune fille maigre, élancée, d'aspect chlorotique. Se plaint d'essoufflements et de palpitations. Cœur normal, aucun souffle. Pouls petit, de fréquence normale, dépressible.

Poumons normaux.

Pas d'antécédents pulmonaires. Pas de signes d'insuffisance endocrinienne. 2 sœurs mariées et bien portantes, 1 frère tué à la guerre.

Réglée à 12 ans. Depuis, règles régulières jusqu'en mars 1918.

Métrorragies et ménorragies abondantes et continues non améliorées par le repos au lit.

Examen local : hymen intact à orifice ovalaire, n'admet que la première phalange du petit doigt.

Toucher rectal : utérus petit, un peu antifléchi.

Col : consistance normale.

Ovaires non douloureux et paraissant indemnes.

Il s'écoule de la vulve, du sang normalement rouge, sans caillots, sans odeur.

Traitement : injections chaudes.

Revue trois semaines après : peu améliorée. Saigne un peu moins, mais saigne toujours.

Fin 1918 : mêmes ménorragies et métrorragies.

DEUXIÈME GROUPE

Observation 1 (M. le Dr Jeanne). — En 1899 était soignée dans le service de M. le Dr Cauchois à l'Hospice Général une jeune fille d'une vingtaine d'années qui bien que réglée régulièrement jusqu'alors, avait été prise de métrorragies si violentes que M. Cauchois fut amené à lui faire un curettage. Les saignements utérins reparurent et M. Cauchois demanda alors à M. le Dr Jeanne qui l'assistait et le remplaçait assez fréquemment à l'hôpital, son avis. Il s'agissait d'une nullipare de complexion moyenne, sans tares pathologiques antérieures, et dans les antécédents de laquelle on ne relevait aucune diathèse.

Examen somatique négatif.

Localement : col tout à fait normal mobile, souple, remarquablement régulier, à orifice agrandi transversalement par le curettage précédent.

Utérus petit absolument indolent. Culs-de-sac vaginaux libres. Aucune perte blanche. Un traitement local et général fut institué : tamponnements répétés, injection de sérum, médication hémostatique.

Les hémorragies continuèrent néanmoins si abondantes que la nécessité d'une hystérectomie vaginale fut discutée et acceptée. Mais les événements ne laissèrent pas le temps de l'exécuter. La faiblesse s'accentua rapidement au point de ne plus laisser la possibilité d'intervenir avec succès, et la pauvre jeune fille mourut épuisée.

M. le Dr Jeanne fit l'autopsie : crâne, thorax, abdomen : rien d'anormal. Capsules surrénales, hypophyse, corps thyroïde, étaient indemnes de toute lésion. Il pensait trouver dans les organes génitaux la raison des hémorragies, mais les annexes étaient un type de saine conformation.

L'utérus, col et corps, sains au point de pouvoir servir de modèle à une description classique. La cavité utérine très régulière offrait une muqueuse pâle, sans arborisations vasculaires, à part une ou deux petites taches rosées.

Toutefois, la muqueuse était fort mince : le râclage au bistouri qui rencontra presque tout de suite le « cri utérin » ne fit obtenir presque rien. Cette minceur, cette aplasie, fut attribuée au curettage préalable. En réalité, comme en témoignent les faits de même nature recueillis ultérieurement, elle paraît liée à ces hémorragies utérines sans cause locale apparente.

Observation 2 (M. le Dr Jeanne). — Trois ans après, au mois de mai 1902, M. le Dr Jeanne fut mandé d'urgence dans une ferme des environs d'Ecouïs (Eure). Mlle B...., âgée de 42 ans, habituellement bien portante, douée d'une activité extraordinaire, avait été prise de métrorragies qui en quelques jours l'avaient mise dans un état d'anémie inquiétant. Son médecin, le Dr Michel de Fleury-sur-Andelle, avait passé la nuit à son chevet avec un de ses confrères, la soutenant à grands renforts de sérum, d'huile camphrée, d'éther. M. le Dr Jeanne trouva en effet une femme d'une pâleur extrême, la voix éteinte, le pouls vide ; dans le visage de laquelle ne vivait plus que le regard. Elle était d'une faiblesse telle qu'elle eut une syncope tandis qu'on la glissait de son lit sur la table d'opération improvisée placée à côté.

Quelques grammes d'éther suffirent à l'anesthésie. Intégrité absolue de l'hymen qu'il fallut dilater. Absence de toute lésion et de toute sécrétion anormale vulvaire ou vaginale. Col petit rond, lisse à orifice punctiforme. Toucher : annexes normales.

Curettage : La cavité utérine mesurait 5 centimètres. La curette ramena à peine quelques débris insignifiants et rencontra de suite le muscle utérin. Là encore, grande minceur de la muqueuse.

Les suites de l'intervention furent normales. Quelques jours après, le professeur Budin, parent de la malade, vint la voir et l'examina sans trouver rien qui put expliquer ces hémorragies.

Elle se remit rapidement et sa santé est restée bonne depuis lors. Ses règles ont réapparu normalement. Chaque année, elle est revue par M. le Dr Jeanne et conserve depuis une activité physique remarquable, sans qu'il puisse avoir l'explication de cet incident si brusque qui faillit emporter Mlle B...

Observation 3 (Thèse Dupuy. Paris, 1892, observation 4. Witchead, *Archives,* 1846). — Jeune fille de 17 ans. Réglée régulièrement depuis l'âge de 13 ans.

Un jour de glace, elle fait dans la rue une chute qui fut accompagnée d'un violent ébranlement. Dix à douze jours après, les règles vinrent et furent suivies d'une forte hémorragie qui dura cinq ou six jours et dont elle était à peu près rétablie au bout de dix à douze jours. A l'époque suivante, les règles parurent mais beaucoup plus abondantes et se prolongèrent pendant seize jours. Le 4 mars c'est-à-dire à l'époque menstruelle suivante, les règles parurent mais au bout de trois jours elles firent place à une métrorragie qu'il fut impossible de maîtriser et qui amena la mort le 15 mars.

A l'autopsie qui est détaillée, on ne trouve pas de lésion organique. L'utérus nullipare était un peu plus volumineux qu'à l'ordinaire. Les parois moins fermes étaient d'une épaisseur normale. L'utérus renfermait un caillot de sang qui en occupait toute la cavité. Les annexes étaient saines.

Observation 4 (Thèse Dupuy, observation 5 : Obre, *Gaz. méd.* Paris, 1858). — Jeune fille 14 ans 3 mois.

Réglée : Les premières règles ne purent être arrêtées ; mort au bout de vingt jours.

Observations 5-6 (Thèse Dupuy, observations 6 et 7). — West dans ses leçons sur les maladies des femmes (Trad. franc., p. 32) cite un cas de mort par métrorragies dans lequel il n'a trouvé à l'autopsie d'autre lésion qu'un petit caillot, sans aucune altération de la muqueuse.

Dans un autre cas absolument semblable, l'autopsie ne put être faite.

Ce que nous pouvons retenir de ces observations, c'est que dans ces diverses formes décrites, le symptôme hémorragie prime tellement qu'il constitue à lui seul tout le tableau clinique. Ce n'est que dans le mode d'apparition, la durée, et surtout la violence de ces hémorragies que nous trouvons matière à deux types cliniques : *la forme chronique* et *la forme aiguë.*

Dans la forme chronique, les accidents se répètent des semaines, des mois, parfois des années, avec des pertes variables d'intensité, dont la date d'apparition est toute capricieuse, voire même sans relation avec la venue des règles. Ces métrorragies et ces ménorragies sont séparées par des périodes où tout écoulement cesse, ou au contraire paraît si subcontinu qu'il serait bien difficile de faire la part de celles qui appartiennent aux ménorragies et de celles qui constituent les métrorragies.

Bien que d'une durée si longue parfois qu'elles ne laissent que quelques jours de tranquillité aux personnes qui en sont atteintes, elles n'amènent très souvent pas d'altération marquée de l'état général, on peut dire, en résumé, qu'elles sont compatibles avec une santé assez florissante.

La forme aiguë se caractérise par la rapidité d'apparition et l'abondance des hémorragies. Elle est heureusement la plus rare, si rare même que M. le professeur Pinard s'exprimait ainsi au deuxième Congrès de l'Association de gynécologues et obstétriciens de langue française, tenu à Paris, les 29-30 septembre et 1er octobre 1921 : « Au cours de ma longue carrière, combien ai-je vu de jeunes filles mourir de métrorragies ? aucune. J'ai cependant été appelé de nombreuses fois auprès de jeunes filles ayant des pertes très abondantes... La mort dans ces conditions, je ne l'ai jamais vue. »

Les observations que nous rapportons montrent que parfois ces hémorragies forment un tableau très dramatique, et la littérature gynécologique enregistre quelques cas de décès par métrorragies juvéniles comme en font foi celles que nous avons données précédemment et celle consignée dans *la Normandie médicale* du 1er mars 1922.

Existe-t-il d'autres signes cliniques des métrorragies dites essentielles ? nous ne le croyons pas. Si dans l'interrogatoire des malades, nous découvrons des règles douloureuses, des périodes d'aménorrhée, des troubles vaso-moteurs, des signes indéniables de gastro-entérite, d'appendicite chronique, des troubles diathésiques, hépatiques ou des tendances à l'hypertension ou à l'hémophilie, des manifestations de syphilis acquise ou héréditaire, nous rangeons ces malades dans le groupe des métrorragies par troubles endocriniens, diathésiques ou toxiques bien qu'il puisse y avoir simple coïncidence.

Il nous a été donné de noter à diverses reprises, des douleurs pelviennes, lombo-abdominales, avec irradiations aux membres inférieurs ; nous pensons que ces douleurs, de même que les vomissements qui survenaient alors, peuvent être dus à des coliques utérines expulsives, au moment des écoulements abondants et du rejet des caillots. Et ce qui pourrait nous confirmer dans cette assertion, c'est que dans l'intervalle des pertes, l'utérus n'était pas le moins du monde sensible ni spontanément ni à l'examen.

DIAGNOSTIC DIFFÉRENTIEL

Si nous voulions, dans ce chapitre, être complet, il nous faudrait passer en revue toutes les causes des métrorragies et donner à chacune d'elles ses caractéristiques cliniques. Nous avons déjà esquissé, dans notre historique, l'énumération des affections et des troubles d'ordre général auxquels on rattache maintenant bon nombre de métrorragies considérées jusqu'à ces dernières années comme idiopathiques. Nous serions entraîné un peu loin de notre sujet.

Il est cependant certains points de diagnostic différentiel sur lesquels nous voulons insister et se rapportant aux métrorragies survenant :

1° *Au moment de la puberté* ;

2° *En pleine activité sexuelle* ;

3° *Aux approches de la ménopause.*

Il est bien entendu que nous excluons dès à présent de notre sujet les métrorragies de cause locale généralement facile à dépister : rétention placentaire, suite d'avortement indéniable après l'examen ; subinvolution de l'utérus ; fibromes assez volumineux ; fibromyomes ; tumeurs épithéliales, sarcomateuses ; tuberculose et syphilis du col utérin (ces deux dernières cependant assez délicates à déceler) déviations utérines ; affections annexielles ; métrites fongueuses, villeuses, parenchymateuses, polypeuses.

Seules les métrorragies de cause un peu plus délicate à déterminer, nous arrêteront :

Chez les vierges, il est de toute importance de dépister surtout les troubles endocriniens et les altérations sanguines. Dans sa thèse que nous avons déjà citée, Mlle Denis les analyse et insiste avec raison sur les bons résultats que l'on est en droit d'espérer obtenir avec l'opothérapie et la sérothérapie.

Nous désirons rejeter résolument de l'étiologie de ces métrorragies, l'hémophilie.

Sans doute, nous n'avons pas fait l'examen du sang, mais la clinique montre avec évidence que nos observations ne ressortissent pas à une dyscrasie sanguine.

S'il s'agissait d'hémophilie, nous en verrions des manifestations multiples sur bien d'autres organes, comme on le voit dans certaines pyrexies et le purpura, où la vessie, l'intestin, l'estomac, le foie, le tissu cellulaire sous-cutané sont le siège d'hémorragies.

Pourrait-il s'agir à la rigueur d'hémophilie uniquement utérine ? mais outre que nous ne concevons pas une détermination isolée d'une diathèse générale, nous concevons encore moins qu'en plusieurs cas elle eut pu donner un saignement unique, n'ayant été ni précédé, ni suivi par d'autres hémorragies. Que serait donc cette hémophilie apparaissant et disparaissant avec la soudaineté d'un accident ?

Chez les jeunes filles déflorées et les jeunes mariées, avant d'étiqueter une métrorragie « essentielle », il est de toute importance, car n'est-ce pas au traitement auquel on doit surtout penser, de savoir, le cas échéant, si ces pertes abondantes, inquiétantes même, ne sont pas explicables par des avortements soigneusement cachés ou par des excès sexuels. C'est alors au médecin d'exercer sa sagacité

clinique et de ne point se laisser égarer par des affirma-
tions réitérées : Un interrogatoire « seul à seul » avec la
malade, un toucher mettront sur la voie du diagnostic.

Chez les personnes de 25 à 5o ans, c'est surtout l'examen histologique qui renseignera après le curettage auquel très souvent se trouve forcé le chirurgien. Combien
alors de métrorragies idiopathiques devront se résoudre à
devenir métrorragies signes de métrites chroniques, de
polypes, de petits fibromes sous-muqueux, de rétention de
débris placentaires longtemps tolérés sans symptomatologie par l'utérus, de formations angiomateuses ?

Mais il est une catégorie de métrorragies sur laquelle
nous voulons particulièrement insister, celles qui atteignent
les *femmes de 35 à 5o ans* en dehors des néoplasmes, des
fibromes, des endométrites, des affections annexielles et
concernant les « scléroses utérines » si bien individuali-
sées par M. Richelot.

Nous nous proposons, avant de les différencier des
métrorragies dites essentielles, d'en rapporter immédiatement quelques observations :

Observation I

Mme B..., 45 ans, rue Louis-Bouilhet, Rouen. Médecin traitant
M. le D' Dauchy. Adressée à M. le D' Jeanne pour métrorragies douloureuses apparaissant à n'importe quelle date. Depuis un mois,
véritables hémorragies utérines incoercibles.

Examen : col entr'ouvert, un peu déchiqueté, par l'ouverture duquel
on sent une petite nodosité : on avait cru penser à cancer cavitaire.

Utérus gros et immobile.

Intervention : Hystérectomie abdominale totale, très gros utérus
adhérent au colon pelvien par sa face postérieure.

Corps épais : deux centimètres et demi.

Corps un peu plus dur qu'à l'ordinaire, zone hémorragique sur la
muqueuse au niveau de l'isthme, sur une hauteur d'un centimètre.

Muqueuse mince.

Type de sclérose utérine avec état hémorragique.

Observation 2

Mme H..., 42 ans, Mesnil-Mauger. Médecin traitant : D' Bernadicou. Adressée à M. le D' Jeanne pour hémorragies utérines très abondantes.

Examen : femme obèse.

Toucher : utérus gros, peu mobile, douloureux.

8 février 1919. — Hystérectomie abdominale subtotale : utérus en rétroversion, gros comme un poing de femme.

Ligaments courts. Inextensibilité et sclérose du péritoine pelvien.

Examen de l'utérus : épaissi et hypertrophié en masse qui fait qu'il est plus que doublé de volume et d'épaisseur. Dans le fond de la cavité, végétation polypeuses, fongueuses, noirâtres à extrémité libre.

Muqueuse épaissie.

Type de sclérose aux approches de la ménopause.

Observation 3

Mme V..., 39 ans. Barentin.

Depuis 1908 : métrite chronique douloureuse avec hémorragies à type métrorragique abondant.

Examen, décembre 1910 : corps de l'utérus gros, toucher douloureux, utérus peu mobile.

Ce qui amène à consulter la malade ce sont d'une part ces pertes sanguines abondantes et les douleurs vraiment considérables qu'elle ressent depuis longtemps.

Hystérectomie abdominale subtotale.

Utérus gros, sclérosé.

Type de sclérose douloureuse.

Observation 4

(M. le D' Derocque.)

Mme L. J..., 41 ans, ouvrière, Petit Quevilly.

Médecin traitant : M. le D' Flour.

A eu une fille à 19 ans, pas de fausses couches; assez bien réglée, elle a depuis plusieurs années des pertes blanches abondantes après ses règles.

Du 13 au 30 janvier 1922, métrorragies abondantes avec quelques douleurs.

Le 12 février 1922, anémie assez marquée. Toucher : utérus dur, annexes douloureuses.

Le 13 février 1922, hystérectomie abdominale subtotale. Utérus fibreux, gros comme une orange, ovaires kystiques.

Examen histologique : muqueuse hypertrophiée, culs-de-sac glandulaire très allongés, légère sclérose avec travées fibreuses localisées aux zones où les fibres musculaires lisses apparaissent amincies et plongées dans zone rosée fibrillaire (tissu fibro-élastique), sous-muqueuse atrophiée ; parois artérielles épaisses.

La malade sort de l'hôpital le 8 mars 1922.

Observation 5
(M. le Dr Derocque.)

Mme P. L...., 43 ans, ménagère, route de Darnétal.

Rentre à l'Hôtel-Dieu le 15 janvier 1922 pour métrorragies douloureuses.

Deux enfants bien portants 16 et 20 ans Aucune fausse couche. En 1914, pertes sanguines utérines abondantes : curettage. Amélioration passagère, puis les règles deviennent capricieuses comme auparavant. En 1916, réglée tous les quinze jours. En 1919, métrorragies douloureuses pendant quatre mois ; aménorrhée deux mois.

Toucher : gros utérus.

Le 21 janvier 1922, hystérectomie abdominale subtotale.

Examen d'un fragment utérin : tissu conjonctif entourant les fibres musculaires. La sclérose est surtout intense autour des vaisseaux. Petits foyers hémorragiques dans la muqueuse.

Observation 6
(M. le Dr Derocque.)

Mme V..., 34 ans, confectionneuse, avenue du Mont-Riboudet, Rouen.

Rentre à l'Hôtel-Dieu le 16 janvier 1922 pour « métrite hémorragique ».

Deux enfants, une fausse couche en octobre 1920 ; le médecin traitant fait un curettage à cette époque. Depuis longtemps, règles abondantes, douloureuses avec irradiations lombaires. Pertes blanches dans l'intervalle des règles. Depuis le 7 décembre, métrorragies presque continuelles jusqu'à son entrée.

Inspection : utérus gros.

Toucher : col normal, culs-de-sac libres. Un curettage fait le 20 janvier n'ayant ramené absolument rien, on fait sur-le-champ une hystérectomie vaginale.

Examen d'un fragment utérin : le tissu musculaire est noyé dans la sclérose. Infiltration leucocytaire entre les fibres.

Suites normales.

Observation 7

Mme G..., Quiévrecourt (S.-I.), 41 ans.
Médecin traitant : M. le D⁻ Delabrousse.
Depuis le début de 1916 métrorragies très abondantes. En mai 1916, la malade est adressée à M. le Dr Jeanne qui fait le 11 mai une hysté-rectomie abdominale totale.
Utérus géant, très épais (10 centimètres).

Observation 8

(Médecin traitant : M. le Dr Lecaplain.)

Mme J..., rue Beauvoisine, Rouen, 46 ans. Femme maigre, ané-mique et nerveuse. Pas de stigmates de syphilis héréditaire ou acquise. Depuis dix ans, entéro-colite muco-membraneuse. Pas de fausses couches ; un enfant mort en bas âge.
Réglée régulièrement jusqu'en 1919, puis périodes d'aménorrhée. Règles douloureuses avec irradiations pelviennes, lombaires et cru-rales.
En novembre 1920, la malade est prise subitement et sans cause de métrorragies abondantes continues que n'arrivent pas à arrêter un tamponnement ni une médication hémostatique intense.
M. le Dr Jeanne appelé en consultation fait un curettage qui ne ramène que quelques débris de muqueuse paraissant saine.
L'examen avait montré auparavant un utérus semblant petit, un peu dur. Au spéculum, le col un peu ferme ne portait aucune ulcéra-tion. Toucher : annexes non douloureuses. Après l'intervention, les règles sont devenues régulières. La malade quitte Rouen quelques mois plus tard.

Observation 9

(M. le Dr Halipré.)

Mme P..., 45 ans, a eu sept enfants dont deux jumelles. Trois morts de cause ignorée. Pas de fausse couche. Fièvre typhoïde à 16 ans. Pleurésie à 32 ans. Mari bacillaire.
En juillet 1913, elle entre à l'Hospice Général pour métrorragies abondantes. M. le Dr Vallée pratique un curettage. Ces métrorragies reprennent en septembre 1913. Deuxième curettage en décembre 1913. Pendant un an, règles normales Ménorragies peu inquiétantes de 1913 à 1917, quand la malade est reprise de pertes sanguines abon-dantes : troisième curettage en 1917. Règles irrégulières après une période de calme.
En 1921, nouvelles métrorragies : elle entre dans le service de M. le professeur Cerné au mois de juin : repos complet au lit,

injections chaudes. Elle quitte l'hôpital, mais dix jours après, elle est reprise de métrorragies ; syncopes fréquentes, étourdissements.

En janvier 1922, la malade est transférée dans le service de M. le Dr Halipré.

Examen : œdème cachectique des membres inférieurs ; pas d'albumine ; présence de pigments et de sels biliaires le 16 janvier. Hémoglobinimétrie 5,5 ; tension maxima 12 ; tension minima 6,5. Sang : formule leucocytaire normale ; quelques hématies nucléées ; hématies de toutes dimensions. La malade meurt le 19 janvier 1922.

Autopsie :

Utérus : augmenté de volume dans son ensemble, pas de tumeur interstitielle ni sous-muqueuse. A la coupe, l'utérus est dur avec de place en place de petits îlots jaunâtres de la grosseur d'un grain de millet et que l'examen histologique a montré être des vaisseaux sanguins.

Ovaires scléro-kystiques :

Cœur : gros, dilaté ; muscle blanc ; bandes scléreuses dans la cloison. Valvules souples, sauf un petit nodule sur une des sigmoïdes aortiques.

Foie : jaune, 2 kgr. 500. Aspect de cirrhose hypertrophique graisseuse.

Reins : gros, blancs, décolorés. Décortication assez facile.

Symphyse pleurale, interlobaire et pariétale droite.

Examen histologique de l'utérus : bandes de tissu scléreux englobant les fibres musculaires, les enserrant parfois au point de les faire presque disparaître à certains endroits. Pas de modification notable au niveau de la muqueuse et de ses glandes.

Ces observations ne sont que des modalités du type de la sclérose utérine. M. Richelot en a fait une description maintenant classique en identifiant surtout la sclérose utérine des arthritiques chez lesquels l'utérus est très gros et parfois même géant, lourd, sans cependant qu'il y ait de fibrome.

Les métrorragies par sclérose utérine sont différentes, à notre sens, des métrorragies que nous avons décrites précédemment.

Dans un grand nombre d'observations, il y a, fait capital, des modifications considérables du corps utérin doublé ou même triplé d'épaisseur. La muqueuse est souvent épaissie, fongueuse, sanieuse, polypeuse.

A. Vignal   3

Lorsqu'on est amené à faire l'hystérectomie, on trouve parfois que la sclérose atteint le péritoine pelvien, comme si la dégénérescence scléreuse qui frappe l'organe atteignait également les fibres musculaires des ligaments larges qui sont courts. Le péritoine est parfois rigide, inextensible.

Nous sommes d'accord avec M. Richelot pour penser que si l'infection est quelquefois responsable de certaines lésions, la majeure partie de ces faits est sous la dépendance d'une sclérose non infectieuse.

Quoiqu'il en soit, ces observations se différencient très nettement de celles de notre thèse.

Les lésions de l'utérus, des annexes (ovaires scléro-kystiques souvent), de la muqueuse, constrastent absolument avec l'intégrité de l'organe et la minceur de son revêtement interne, disposition habituelle chez les malades atteintes de métrorragies dites essentielles.

Cliniquement, les différences sont aussi très sensibles :

La sclérose utérine est douloureuse: elle s'accompagne de pesanteurs; avec des règles d'une longue durée au contraire presque nulles, existent presque immanquablement des névralgies utéro-ovariennes parfois atroces. Et non seulement au moment des règles mais dans les périodes intermenstruelles, ces personnes ne sont jamais très bien portantes. « Pesanteur, fatigue, douleurs sourdes ou lancinantes, irradiant au périnée, aux cuisses, à la région lombaire » (Richelot).

N'est-ce pas dans la suite ce même élément « douleur » qui prédomine à tel point qu'on a pu les appeler « métrites douloureuses chroniques » (Richelot), prédisposant alors aux troubles gastro-intestinaux et psychiques?

Nous sommes loin de la symptomatologie si pauvre du

sujet qui fait l'objet de cette étude qui n'a à opposer à la richesse des signes de la sclérose utérine que l'hémorragie et l'hémorragie seule.

Il est une autre affection, voisine de la sclérose utérine, qui pourrait en imposer aussi pour des « Métrorragies idiopathiques », c'est l'artério-sclérose de l'utérus (1).

En effet, son symptôme capital, c'est la métrorragie par hypertension artérielle, et il faut avouer que la confusion est possible avec nos «métrorragies dites essentielles ». Mais le diagnostic peut cependant être fait en s'appuyant sur les signes généraux qui montrent que la localisation utérine n'est qu'un épiphénomène au milieu de l'altération de tout le système vasculaire.

Et pour dépister la cause de ces métrorragies, il faut s'aider des signes habituels de l'artérite chronique : sénilité précoce, arc cornéen, temporales sinueuses, hypertension artérielle, exagération du second bruit aortique, petits signes du brightisme.

La notion des infections antérieures, des intoxications, la recherche de la réaction de Wassermann, nous mettront parfois sur la bonne piste. Mais c'est surtout à l'examen histologique que nous aurons recours pour rapporter ces métrorragies à leur véritable étiologie : les travées fibreuses, uniformément réparties dans la sclérose, sont ici surtout condensées autour des vaisseaux et des ramifications des artères de l'utérus envahies par la sclérose. M. Hallé rapporte même un cas, où à l'origine, l'artère utérine très flexueuse put être suivie assez loin dans le muscle utérin.

1. L'artériosclérose : métrorragies de l'utérus. Thèse de Sicard, 1909.

ANATOMIE PATHOLOGIQUE ET PATHOGÉNIE

De même que pour les épistaxis et certaines hématémèses, ne pourrait-on pas penser que pour ces métrorragies, surtout celles des jeunes, « ces épistaxis utérines » (Gubler) auxquelles jusqu'alors on n'a pu assigner de cause, il s'agisse de troubles vasomoteurs liés à l'hyperémie juvénile; métrorragies disparaissant parfois spontanément avec l'âge, comme cessent brusquement certaines épistaxis de l'adolescence ?

Ou bien ces hémorragies sont-elles l'effet d'une vascularisation anormale et friable de la muqueuse, particularité congénitale?

N'a-t-on point, à l'occasion de gastrorragies mortelles, relaté quelquefois une simple et unique petite suffusion rosée ou une légère érosion de la muqueuse gastrique?

Ce qui semble à peu près constant, c'est la minceur, l'aplasie de la muqueuse utérine, comme nous l'avons mentionné dans la plupart de nos observations.

TRAITEMENT

Il résulte de l'exposé clinique que nous avons fait, qu'on ne saurait être tenté d'appliquer un traitement uniforme à toutes les métrorragies dites essentielles.

Il en est certaines, qui paraissant coïncider avec un syndrome d'hypertension, doivent être respectées chez les personnes âgées. Ne peuvent-elles pas être une expression de la « natura medicatrix » ? à la condition toutefois d'être surveillées très attentivement et de mettre tout en œuvre pour pallier au désastre, si elles demeurent abondantes et persistantes.

Pous les autres nous diviserons ce chapitre : en 2 subdivisions.

1º *Forme aiguë* chez les jeunes.

2º *Forme chronique* : *a)* chez les jeunes ; *b)* de 25 à 35 ans ; *c)* de 35 à 60 ans.

1º Forme aiguë

L'état est gravé d'emblée ; la petite malade est au lit, dans l'immobilité la plus absolue. Les pieds du lit sont surélevés. Vessie de glace sur le ventre. Il faut appliquer immédiatement la thérapeutique hémostatique ; un tamponnement intra-utérin après dilatation. Si l'hémorragie ne cesse pas, faire un curettage après vingt-quatre heures et si tout ne rentre pas dans l'ordre : radiumthérapie.

Autrefois, en cas de récidive ou de non atténuation des hémorragies dans cette forme, *l'ultima ratio* était l'hystérectomie par voie haute ou basse. Nous pensons qu'on doit la proscrire et que la curiethérapie peut suffire à arrêter ces hémorragies utérines si graves.

2° Forme chronique

a) *Chez les jeunes filles.* — Il s'agit ici de cas d'espèces et avec M. Siredey, on peut prendre comme type le traitement suivant :

Lorsqu'une jeune fille, a des règles abondantes et des métrorragies sans que la cause en ait été nettement définie: *repos au lit absolu,* immobilité complète ; et ce simple repos suffit très fréquemment pour faire cesser les pertes sanguines.

En cas de non amélioration, glace sur le ventre en permanenc (MM. Robin et Dalché (1), considèrent aussi la *vessie de glace* comme un moyen très puissant). Lavements avec hamamélis et laudanum. Hémostatiques habituels.

b) Mais assez souvent malgré ce traitement, les métrorragies persistent et c'est alors qu'il ne faut pas hésiter à pratiquer le *curettage* de la cavité utérine après dilatation, curettage que l'on peut faire suivre d'attouchements de la muqueuse au chlorure de zinc.

Si les hémorragies ne veulent pas s'arrêter, de nouveaux curettages peuvent sembler nécessaires et alors combien de jeunes filles auront subi ainsi deux, trois et même quatre

1. *Traitement médical des maladies des femmes,* 1922.

curettages sans que pour cela les pertes sanguines aient été modifiées ?

Que faire alors ? dans une de nos observations, nous avons mentionné la disparition des métrorragies, « à la longue » : il s'agissait d'une jeune fille dont les pertes n'avaient que très peu d'influence sur la santé générale. Il n'en est pas toujours ainsi, et lorsque ces ménorragies et ces métrorragies résistent à tous les traitements, nous pensons qu'on est alors autorisé, là encore, mais exceptionnellement, nous ne saurions trop le répéter, à avoir recours à la *radium-thérapie* à faible dose qui donne à l'heure actuelle, entre des mains expérimentées, de si bons résultats.

M. Justin, de Bruxelles (1), utilise, pour le traitement des métrorragies, le choc anaphylactique. « Par l'injection d'un antigène, par une injection dite préparante, on provoque le choc vaso-trophique. Du moment que l'injection déchaînante est faite, on obtient des réactions qui retentissent sur le phénomène hémorragie. »

Sans vouloir présumer des résultats de cette méthode, il semble, à l'analyse, qu'il s'agissait de métrorragies ne rentrant nullement dans le cadre de notre sujet, mais d'hémorragies post-abortum.

c) Jusqu'à ces dernières années, on peut dire que l'unique traitement des métrorragies des femmes à l'approche de la nénopause, consistait, après un essai de thérapeutique locale, et lorsque ces métrorragies devenaient rebelles au point de mettre en danger la vie de ces malades, dans l'hystérectomie abdominale totale ou subtotale. A l'heure actuelle, et surtout pour les métrorragies de cause indéter-

1. Société belge de Gynécologie et d'Obstétrique, 7 mai 1921.

minée qui nous intéressent, l'orientation se fait très nette, vers *le radium*.

Et s'il est avéré que certaines de ces pertes utérines sanguines ne résistent plus à une ou à plusieurs application de radium, si les malades n'ont rien à craindre de ce traitement, n'est-on pas en droit de le préférer à une intervention chirurgicale qui bien que très soigneusement réglée et conduite, n'en fait pas moins courir un risque à ces malades, ne serait-ce que du fait de l'anesthésie générale ?

Nous nous proposons, avant d'indiquer la technique et les doses employées maintenant dans le traitement des métrorragies sans cause apparente, de faire, aussi brièvement que nous le pourrons, l'historique de la curiethérapie que l'on peut considérer aujourd'hui comme appelée à rendre de réels services, au point de vue thérapeutique qui nous concerne.

Nous ne pouvons mieux faire, il nous semble, que de rapporter ici les renseignements qu'a bien voulu nous donner M. le D' Gagey, assistant à l'hôpital Saint-Antoine, et le résumé de la communication faite au Congrès de Gynécologie de langue française, II\u1d49 Congrès tenu à Paris les 29-30 septembre et 1\u1d49\u02b3 octobre 1921 par M. Kœnig de Genève, nous inspirant de son travail : *la Curiethérapie des métrites hémorragiques en dehors du cancer et des fibromes de l'utérus*, et de la discussion de ce rapport, spécialement en ce qui a trait à notre sujet :

CURIETHÉRAPIE. — HISTORIQUE

Depuis plus de vingt ans, on connaît l'effet du radium et c'est à M. Foveau de Courmelles que revient le mérite d'avoir signalé son action hémostatique. Kœnig et Gauss, en 1913, rendent hommage aux Français « d'avoir ouvert la voie à la radiumthérapie en gynécologie ». N'est-ce pas en effet M. Abbe qui, en 1905, eut l'idée de porter des sels radifères dans l'intérieur de l'utérus?

Appliqué dès le début presque exclusivement au traitement du cancer (Oudin, Verchère, 1906, Dominici, Wickam, Degrais, Chéron, Bouchacourt-Rubens, Duval), le radium voit son champ d'action devenir plus vaste en 1913 et en 1914 (1); Gauss et Friedrich en notent bientôt les effets remarquables sur les hémorragies utérines. Dès 1908, la constitution des appareils se précisa, on sut même utiliser à leur égard les méthodes physiques de mesure et les doses efficaces furent mieux connues (Mme Laborde *in* Sergent, Ribadeau-Dumas, Babonneix). Aussitôt après la guerre, grâce aux travaux de Nogier, Degrais, Bender, Lacapère, Poucy, Mmes Fabre et Laborde, la curiethérapie prend en gynécologie très nettement sa place comme mode de traitement.

1. Congrès de Londres 1913: Foveau de Courmelles, Kœnig et Gauss, *Traitement des fibromes et des métropathies par les rayons X et le radium.*

Généralités. — Modes d'action du radium

Le rayonnement global du radium produit, appliqué sans filtre ou avec un filtre insuffisant, une action caustique sur la muqueuse utérine. Abbe, Ducane et Failla sont convaincus que le rayon β agit par un véritable blocus vasculaire en déterminant un processus d'endartérite oblitérante : on obtient alors une destruction plus ou moins complète de la muqueuse, comme en se servant d'un caustique ou de la curette.

Pour rendre le rayonnement plus pénétrant, il est de toute utilité de se servir de filtres qui augmentent la quantité d'énergie en arrêtant la totalité des rayons β et une partie des γ mous. Ainsi se trouve réalisé ce qu'écrivait Mme Laborde pour les rayons mous, « les doses susceptibles d'avoir une action élective sont très voisines des doses inflammatoires ou nécrosantes. Dominici, le premier, reconnut que le rayonnement dur peut provoquer des modifications importantes des éléments morbides tout en n'altérant pas les tissus sains ». C'est donc aux rayons γ durs que l'on aura recours le plus souvent. M. Degrais pense que les γ comme les β peuvent provoquer des réactions violentes, qui pour sa part sont à éviter au cours des applications intra-utérines : « il faut précisément que les doses soient choisies de telle sorte que l'action modificatrice, mais non destructive, puisse entrer en jeu. Cette action peut être obtenue même en utilisant les rayons β, partisan que nous en sommes avec Abbe » (Degrais). Béclère, Nogier, Kelly, Degrais, sont persuadés que le radium agit primitivement et directement sur le muscle utérin et les vaisseaux. D'après

Ricker, Thiess, l'énergie radio-active paralyse les vasomoteurs produisant d'abord une courte phase d'hypertension puis la thrombose et l'oblitération des vaisseaux.

L'accord n'est pas encore fait sur le mode d'action du radium sur la sécrétion interne de l'ovaire et la fonction ovarienne, mais il paraît indéniable (Lacassagne) que le follicule endommagé ne se régénère pas, et que les follicules plus jeunes, moins sensibles, arrivent ultérieurement à maturité. Des doses relativement petites de radium peuvent provoquer une aménorrhée passagère. Et d'ailleurs, est-ce bien certain que le radium, appliqué dans l'utérus, soit capable de commettre les méfaits qu'on lui reproche en ce qui concerne la stérilité ?

S'appuyant sur des preuves histologiques, Maury (Memphis) et Schmitz (Chicago) n'admettent pas la destruction folliculaire par les doses habituellement employées. L'ovaire, situé en moyenne à 8 centimètres de la source irradiante, et dont la sensibilité est cinq fois moins considérable que celle de la peau ne reçoit, en vertu de la loi des carrés des distances, que la soixante-quatrième partie de la quantité d'énergie rayonnante sur l'endomètre à 1 centimètre (la dose « dite mortelle » pour la peau étant à 1 centimètre donnée par un tube contenant 100 milligrammes d'éléments) ne saurait être atteint. C'est l'opinion de Nogier et de Mme Fabre qui ayant soumis des cobayes à des doses analogues à celles employées en gynécologie, vit la fécondation non entravée chez les animaux.

Est-ce à dire que le radium n'ait aucun inconvénient ? non ; car ce serait méconnaître les faits entrevus par Dominici, mais se rapportant surtout aux malades traitées par des doses assez fortes et répétées (fibromes et néoplasmes).

On observe en outre assez communément, chez le person-
nel habitué à manier des tubes à radium et des ampoules
à émanations, des troubles d'aménorrhée, témoin le fait
relaté par Mme Laborde : « J'ai pu observer un cas de
ménopause accidentelle chez une infirmière qui, chaque
semaine pendant deux mois, a transporté, du laboratoire de
Mme Curie à l'hôpital du Grand Palais, trois ou quatre
cents millicuries d'émanation condensée. Les ampoules
étaient enfermées dans une boîte, doublée de 5 millimètres
de plomb, contenue dans une valise qui devait être tenue
au bout du bras. Mais cette infirmière portait le sac à deux
mains et l'appuyait sur son ventre. Ses ovaires ont donc
reçu une dose importante de rayonnement filtré, auquel
j'ai attribué l'arrêt des règles survenu brusquement et qui
a persisté pendant six mois. »

De plus « on ne doit jamais oublier qu'une application
de radium peut provoquer la suppression définitive des
fonctions ovariennes et entraîner une stérilité définitive »
(Siredey). Au « radium Institute » de Londres on a observé
quelques cas de mort par anémie pernicieuse et les femmes
qui y sont atteintes de leucopénie ne sont pas rares.

Aussi, est-ce avec grand soin que le curiethérapeute
doit régler les doses, les filtres, et les temps d'application,
faire preuve de sens clinique et thérapeutique, en ne se dé-
partissant jamais du principe fondamental : il n'y a pas de
maladies, mais des malades. Appliquée avec circonspection,
la curiethérapie des métrorragies n'aura pas heureusement
à se reprocher de rendre stériles les jeunes filles et les
jeunes femmes comme on l'en accuse. Et c'est le moment
de relater ici, tout au long, l'observation que rapporta lors
de la discussion de la communication de M. Kœnig, M. Si-

redey : « Il y a un peu plus de huit ans que j'ai appliqué la curiethérapie pour la première fois pour des métrorragies de cause indéterminée, chez une jeune fille de 19 ans que j'avais eu l'occasion de suivre depuis quelques années. J'ai publié, en 1910, la première partie de son observation dans une note que j'avais présentée au Congrès de Toulouse avec mon collègue et ami le Dr Henri Lemaire, sur une forme un peu particulière de métrorragies virginales, au cours desquelles nous avons constaté, sur les débris de muqueuse enlevée par le curettage des formations adénomateuses.

Thérèse X... nous avait paru comme les autres, guérie par le curettage. A mon retour de Toulouse, je la retrouvai de nouveau dans le service, saignant plus que jamais. six ou sept mois après son premier curettage. J'eus recours au curettage pour la seconde fois. Quelques mois se passèrent, les métrorragies reparurent si bien qu'en février 1913, Thérèse avait subi son quatrième curettage, la muqueuse nous présentant toujours les mêmes formationss adénomateues. sans aggravation. Au mois de mai suivant, les hémorragies recommençaient. Désespérée, la mère de la malade, comprenant que tous les soins médicaux les plus variés n'avaient donné aucun résultat. s'opposa à un nouveau curettage et demanda qu'une opération radicale mit sa fille à l'abri des hémorragies qui l'épuisaient. Après discussion, nous fûmes d'avis le Dr Lemaire et moi, de tenter l'application d'une faible dose de radium que voulut bien faire le Dr Rubens-Duval.

Il lui appliqua dans la cavité utérine une quantité de radium donnant environ 5 millicuries.

Le résultat fut merveilleux. Les pertes de sang cessèrent,

les règles furent conservées, avec de légères irrégularités. Thérèse recouvra bientôt ses forces et de bonnes couleurs.

Elle se maria au printemps de 1914.

Dès le second mois de la guerre, étant enceinte de six à sept semaines, elle fit une fausse couche à la suite d'une chute. Malgré ce fâcheux accident, le fait même de la grossesse semblait nous prouver l'efficacité du traitement.

En 1915, nouvelle grossesse qui se termine encore par une fausse couche au cours du cinquième mois. Au mois de janvier 1917, la Société d'Obstétrique et de Gynécologie tenait mensuellement de lugubres séances, où réunis en très petit nombre autour de notre vénéré président le médecin principal Pinard, d'allure si vaillante sous son uniforme, nous échangions plus volontiers des réflexions sur les communiqués, sur les nouvelles cueillies çà et là dans les ambulances, que de nos études gynécologiques ; certain jour, où des communiqués peu encourrageants assombrissaient davantage encore notre réunion, j'eus l'idée d'exposer à mes collègues, l'intéressante histoire de cette jeune femme. Mon observation fut loin d'avoir le succès que j'escomptais, elle me valut d'amicales mais véhémentes critiques de notre cher maître le professeur Pinard, fort ému d'apprendre que j'avais employé chez une jeune fille, une thérapeutique aussi aveugle que brutale, capable de compromettre à tout jamais les fonctions génitales !

Quelques mois plus tard, une nouvelle grossesse, survenue chez Thérèse, apaisa mes remords, car elle suivit son cours jusque vers la fin du huitième mois et se termina par un accouchement prématuré ; l'enfant ne vécut que quelques heures. Je me demandais, en conscience, s'il ne resterait pas, de cette aventure, une faiblesse des organes qui constituerait, comme le redoutait M. Pinard, un obstacle à la maternité.

Mais en 1918, quatrième grossesse qui cette fois aboutit à la naissance, à terme, d'un enfant viable et qui me fut présenté bien vivant, trois mois après sa naissance, à ma grande satisfaction.

Technique

Après une dilatation par laminaire du col de l'utérus, on introduit dans la cavité, ou un tube de Dominici ou des tubes ou des aiguilles contenant des émanations.

Constitué par deux tubes, l'un de verre, destiné à arrêter les rayons X, l'autre d'or ou de platine de 0 mm. 5 à 1 mm. 5 d'épaisseur, le tube de Dominici contient, parfaitement desséché, le sel de radium, sulfate, chlorure ou bromure. Des gaines supplémentaires permettent de filtrer le rayonnement. On a ainsi un régime constant, et les doses peuvent être exprimées par le poids du radium multiplié par le temps d'application.

On se sert de plus en plus en France des émanations (Les Allemands semblent ignorer cette méthode) extraites par le vide, des sels de radium en solution et renfermées dans des aiguilles ou des tubes capillaires longs de 10 à 15 millimètres, de 0, 4 à 0, 5 millimètres de diamètre, et dont la charge initiale varie, le plus souvent, de 10 à 40 millicuries. Une ampoule contenant de l'émanation condensée ne peut fournir qu'un rayonnement temporaire, diminuant de moitié en 3,85 jours et pratiquement nul au bout d'un mois. (Leur grand avantage réside surtout en ce que leur perte n'entraîne pas de dépense exagérée ; mais les tubes à sel de radium mesurés une fois pour toutes, sont d'un emploi très pratique.) MM. Regaud et Ferroux ont établi une notation très exacte, applicable au radium et aux émanations, celle des millicuries détruits.

Le rayonnement secondaire est supprimé par un tube ou une sonde en caoutchouc ou un pansement à la gaze.

Doses

Quelles doses de millicuries détruits doit-on employer ? des observations que nous publions plus loin, et que nous devons à l'extrême obligeance de MM. Siredey et Gagey, il se dégage ce fait, c'est qu'on ne saurait, pour les raisons d'ailleurs exposées auparavant, appliquer les mêmes doses aux jeunes filles et aux femmes aux approches de la ménopause.

Kœnig cite l'observation d'une personne de 25 ans chez laquelle on dut faire des applications de 50 milligrammes de sel de radium (27 millicuries) et dont les règles revinrent normales après trois mois d'aménorrhée. *Il paraît incontestable qu'une seule application de quelques heures, six à dix, correspondant à une dose avoisinant 1,70 à 2 millicuries, suffit pour faire cesser des métrorragies parfois très inquiétantes.* La prudence exige en tout cas de ne jamais dépasser 5 millicuries chez les jeunes filles.

Chez les femmes adultes, surtout celles dont la ménopause ne saurait tarder à se produire, il semble qu'il soit préférable de commencer par des doses assez faibles aussi, et de ne pas hésiter à les augmenter si les hémorragies restent tenaces. On pourra prendre à titre d'exemple, l'observation 2, pages 55 et 56.

52 ans, 24 juin 1920 : première application de 9 tubes d'émanation faible. Filtration : 1 millimètre de platine + caoutchouc dans la cavité utérine après dilatation au 12.

Durée : 24 heures. Dose : 4,3 millicuries.

24 mars 1921. — Après dilatation au 10, pose intra utérine de 7 tubes d'émanation.

Durée : 48 heures. Dose : 12,51 millicuries.

3 juin 1921. — Pose de 3 tubes d'émanation : 1 mm. 1/2 de platine + aluminium + caoutchouc + gaz.

Durée : 48 heures. Dose : 23,92 millicuries.

Il a été nécessaire, dans ce cas, de faire 3 applications à doses progressivement élevées, pour venir à bout des pertes sanguines.

Mais comme il n'y a pas ici à redouter une stérilité, la règle paraît bien, devant l'inefficacité des doses faibles, d'être autorisé à faire d'emblée de 15 à 30 millicuries.

Durée : 96 à 48 heures. Dose : 15 à 30 millicuries en une seule application, qui le plus souvent suffit à maîtriser des hémorragies qui jusqu'alors ont résisté à tous les traitements.

Pourquoi préférer la curiethérapie à la rœntgenthérapie ? « Dans les pays d'outre-Rhin, d'après toutes les publications et toutes les discussions que j'ai lues, la rœntgenthérapie s'est montrée, contre les métropathies hémorragiques, tout aussi efficace que la curiethérapie, elle est employée beaucoup plus fréquemment » (Béclère). Alors, qu'avec le radium filtré, la paroi utérine protège la vessie et le rectum, « malgré toutes les précautions prises, la peau, la vessie, l'intestin peuvent avoir des atteintes qui ne sauraient être évitées avec les rayons X » (Nogier).

Le radium est en contact avec la paroi de l'utérus. Il agit

plus rapidement que la rœntgenthérapie. Et sa technique de maniement en est plus simple.

Flux cataménial (Degrais, Laborde, Poncy), flux aqueux plus abondants après le traitement par la curiethérapie : ce sont là des incidents assez fréquents. D'autres griefs plus graves ont été reprochés au radium : réveil d'anciennes affections annexielles, septicémie ascendante, péritonite (Samuel, New-Orléans : 3 cas, Kelly, Kupferberg : un cas, Gauss : un cas). Nous ne ferons que répéter ce que nous avons dit déjà : c'est au curiethérapeute de faire un examen minutieux de ses malades, d'être très prudent lorsqu'il existe des lésions des annexes ; et d'ailleurs, ces méfaits ne sauraient se produire à l'occasion des métrorragies qui font l'objet de notre travail, puisqu'elles sont à l'état pur, sans affection des trompes, des ovaires ou du paramètre.

Résultats

Les observations qui vont suivre, relatives au traitement des métrorragies de cause indéterminée, se rapportent à des jeunes filles ou à des femmes qui ont été soignées par M. le Dr Gagey qui a bien voulu nous les communiquer :

Observation I. — Mlle S..., règles jamais régulières ; en 1915, la malade commence à avoir des hémorragies qui par la suite ne font qu'augmenter. Cause ? en 1916, elle doit rester étendue presque toute l'année. Par le repos, les métrorragies cessent mais reprennent excessivement violentes. M. Siredey conseille le radium à faible dose.

21 juin 1921. — Sous-anesthésie au chloroforme : dilatation au 10. Curettage sans déchirure de l'hymen. Examen histologique négatif.

22 juin 1921. — Sans anesthésie : application dans la cavité utérine de 4 tubes d'émanation de radium, 2 à 2, bout à bout. Filtration : 1 millimètre platine + 4/10 aluminium + tube de caoutchouc.

Durée : 21 heures ; dose : 4,50 millicuries.

10 mars 1922. — Depuis l'application, les règles sont régulières tous les mois, peu abondantes, et durent deux jours. Depuis janvier, la malade ressent brusquement des douleurs abdominales, quelquefois des nausées et des transpirations, mais son état général est bon.

Observation II. — Mlle E..., cuisinière, 34 ans. Salles Bichat et Malgaigne : Entrée pour métrorragies.

Antécédents héréditaires. — Mère morte à 52 ans de cause ignorée.

Père mort à 49 ans de sarcome de la cuisse. Ni frères ni sœurs.

Antécédents personnels. — Ni enfants ni fausses couches. Pas d'antécédents. Réglée à 10 ans régulièrement jusqu'à 32 ans. A ce moment, les règles deviennent subitement très abondantes, durent dix à quinze jours, jamais moins de dix ; rien dans l'intervalle.

Coliques violentes avec quelques nausées et vomissements, quand elle expulse des caillots.

Du 20 février au 16 mars 1920, pertes continues. Entre à Saint-Antoine.

Examen : gros utérus mesurant 7 cm. 1/2. Repos absolu au lit ; pas d'amélioration.

Curettage le 26 mars.

Examen histologique : quelques rares cellules un peu suspectes.

Fin mai. — Deuxième curettage surtout explorateur ; l'examen histologique ne révèle rien de suspect.

M. Siredey est d'avis d'essayer une dose faible de radium pour tâcher de modifier la muqueuse.

24 juin 1920. — Application de 9 tubes d'émanation faible,

filtration : 1 mm. de platine + caoutchouc dans la cavité utérine après dilatation au 12.

Durée : vingt-quatre heures. Dose : 4,30 millicuries.

16 novembre 1920. — Jusqu'à ce jour, règles normales puis neuf jours de pertes sanguines peu abondantes.

Décembre 1920 : Au début de décembre, à l'époque des règles, forte hémorragie durant un jour ; puis deux jours de règles normales.

Examen : utérus dur ; hystérométrie : 7 cm. 1/2. Hamamélis.

14 janvier 1921. — Règles du 29 décembre au 4 janvier normales. Huit jours après, petites pertes de quelques heures suivies d'un suintement qui dure deux jours.

15 février. — Règles le 22 janvier pendant dix jours, puis trois jours, légères pertes matin et soir de sang marron. Depuis le 12 février, les pertes qui ont été extrêmement fortes pendant une demi-heure n'ont pas cessé depuis.

Examen : très léger suintement un peu rouge brun.

4 mars 1921. — Règles du 18 février au 1ᵉʳ mars : quelques caillots, bon état général.

Examen : utérus un peu gros. L'hystéromètre fait saigner : M. Siredey conseille une nouvelle application de radium.

24 mars 1921 (Dʳ Grenier) — Après dilatation au 10, pose intra-utérine de 7 tubes d'émanation disposés en deux étages : 4 et 3.

Hystérométrie : 7 centimètres.

Durée : quarante-huit heures. Dose : 12,51 millicuries.

20 mai 1921. — Quelques pertes rosées le 23 avril durant deux jours. Pertes rouges le 28 avril ne cessant que trois jours après. Règles du 9 au 14 mai très peu abondantes. Trois jours après, légères pertes rouges pendant quarante-huit heures. Douleurs dans le bas-ventre à droite. Bon état général.

Examen : pertes de sang.

25 mai 1921. — Dilatation au 13. Hystérométrie : 6 centimètres, la curette atteint le fond de l'utérus et ne ramène que peu de chose.

Examen histologique (n° 1046) : pas de néo.

3 juin 1921. — Pose de trois tubes d'émanation dont un dan s le col (1 mm. 1/2 platine + aluminium + caoutchouc) et un tube dans chaque cul-de-sac (1 mm. 1/2 platine + aluminium + liège + gaze).

Col : durée : quarante-huit heures. Dose : 7,66 millicuries cul-de-sac : durée idem. Dose 16,26 millicuries (on ne peut placer qu'un seul tube dans l'utérus).

15 juillet. — Pas de règles : aucune perte rouge depuis le 13 juin, quelques pertes de « saletés ». Très bon état général.

9 septembre 1921. — Parfait état.

16 décembre 1921. — Guérison complète.

Observation 3. — Mme P..., 42 ans, rue J. Cousin.

Métrorragies remontent à deux années environ et ne font qu'augmenter. Les dernières règles ont duré trois semaines, le médecin traitant conseille le radium.

Examen : utérus un peu dur, un peu gros ; hystérométrie : 8 centimètres.

29 juin 1921. — Sans anesthésie, pose de 3 tubes d'émanation après avoir, la veille, mis une laminaire 8.

Deux tubes : 1 mm. 1/2 platine + un manchon de caoutchouc.

Un tube : platine + 3/10 aluminium + caoutchouc.

Durée : quarante-cinq heures. Dose : 20,15 millicuries, excellent état.

8 octobre 1921. — Très bon état général ; aucune perte depuis l'application de radium ; utérus très diminué.

Observation 4. — Mme D..., 47 ans.

Six enfants, une fausse couche.

Réglée régulièrement jusqu'au début d'octobre où elle fait une métrorragie abondante durant six jours ; pas de douleurs.

Examen : utérus en pomme ; col mal dessiné (M. Siredey), hystérométrie : 7 centimètres.

23 octobre 1921 : dilatation au 12, curettage complet. « Le radium sera peut-être utile. »

Examen histologique : négatif.

Aucune perte jusqu'au 24 décembre 1921 : alors commencent des hémorragies utérines assez fortes durant plusieurs jours pendant lesquels la malade reste alitée. Ses pertes diminuent peu à peu et cessent le 14 janvier 1922. Après chaque examen, la malade saigne.

16 janvier 1922. — Utérus un peu gros ; sur la lèvre antérieure du col, un petit nodule assez dur que le toucher fait saigner.

17 janvier. — Dilatation suivie d'un léger curettage qui ne ramène rien. Application dans la cavité utérine de 8 aiguilles d'émanation accolées, 4 par 4, puis mises dans un tube de plomb entouré lui-même d'un tube de caoutchouc.

4/10 platine + 1 mm. plomb + caoutchouc.

Durée : quatre-vingt-seize heures. Dose : 16,36 millicuries.

Revue en février, elle n'a plus de pertes. Très bon état général.

Observation 5. — Mme d'E..., 46 ans.

Ménorragies datant de plusieurs années tendant à se rapprocher. Depuis quelques mois, suintements continuels dans l'intervalle des règles.

Examen le 6 mai 1920. — Utérus sensiblement trop gros, mais bien mobile. Col normal ; dilatation jusqu'au 10. Curettage. La curette trouve une muqueuse très épaissie. Application de 117,59 Ra Br² pendant 45 heures. Total : 21,16 millicuries.

Très bien supporté.

Examen histologique (M. Carrion) : métrite hypertrophique simple.

Pas de réaction les jours suivants. Règles le 18 mai, normales, moins abondantes que d'habitude et non douloureuses comme elles l'étaient auparavant. Depuis, petits écoulements roses, une demi-heure par jour ; pertes blanches ; étouffements nerveux.

5 juillet. — Plus de règles, depuis le 18 mai ; bon état général sauf manque d'appétit ; quelques nausées. Très rarement, une douleur pelvienne.

25 septembre 1920. — Règles non reparues ; état général meilleur.

Examen : utérus petit, mobile.

13 mai 1921. — Aucune perte, ni rouge ni blanche. Très bon état général. Bouffées de chaleur fréquentes, douleurs rhumatismales genoux.

Observation 6. — Mme D..., 47 ans, Asnières.

« Métrite banale avec utérus rétrofléchi sans lésions véritables. »

Soignée pendant dix ans par caustiques.

Examen : bon état général, règles ont depuis trois ans augmenté en abondance et durent communément 10, 12, 16 jours. État anémique ; rétrécissement mitral.

M. Siredey conseille le radium.

Examen : utérus légèrement augmenté de volume, de consistance normale. Hystérométrie : 8 centimètres.

11 août 1920. — Anesthésie à l'éther ; dilatation jusqu'au 12. Curettage qui ne ramène rien. Pose de 2 tubes de radium pendant quarante-huit heures, bout à bout, dans sonde de caoutchouc. Dose : 22,2 millicuries.

1er octobre 1920. — Règles le 13 septembre, cinq semaines après les précédentes, cinq jours, en quantité insuffisante ; pas de signes de ménopause.

16 octobre. — Bouffées de chaleur, plus de règles ; douleurs dans les jambes tous les jours (hamamélis et valériane) ; utérus petit et mobile.

1er février 1921. — Troubles de la ménopause. Excellent état général. Très bon moral.

Utérus petit mobile, non rétrodévié.

Observation 7. — Mme B..., 52 ans, Saint-François.

Pas de passé génital : trois enfants.

Très fortes hémorragies récentes qui l'ont laissée exsangue (tamponnement par le médecin traitant). Aucun signe de ménopause.

Examen : sans anesthésie (pas de lésions orificielles). Dilatation 10 ; hystérométrie : 8 ; pas de fibrome. Utérus normal.

16 avril 1921. — Pose de 2 tubes de radium, bout à bout, dans la cavité.

1/2 mm. platine + aluminium + caoutchouc.

Durée : quarante-huit heures. Dose : 22,16 millicuries.

Examen histologique : pas de néo.

Fin mai 21. Parfait état.

4 juillet : va très bien.

Observation 8. — Mme B..., 50 ans, rue Abbé-Groult.

Règles abondantes ; depuis six semaines, suintements continus.

Examen : col paraissant sain avec cependant un point douteux sur la lèvre antérieure. Utérus bien mobile, cul-de-sac gauche manque de profondeur.

9 février 1921. — Laminaire. Curettage du corps ne ramène presque rien. Muqueuse saine. Application de 2 tubes de radium.

1/2 mm. platine + aluminium + caoutchouc, bout à bout, col et corps.

4 tubes d'émanation dans cul-de-sac gauche :

1 mm. platine + aluminium + liège + gaze.

Durée : quarante-huit heures. Doses : culs-de-sac 2,67 millicuries. Dose totale : 24,83 millicuries.

Examen histologique : pas de néo.

Juillet 1921. — Pas de pertes ; excellent état.

9 septembre. — Parfait état général. Utérus normal. Rien à gauche.

Observation 9. — Mme B'..., 48 ans, Bry-sur-Marne.

Entre chez M. le Dr Guillemin, de Vaugirard, en juillet 1920, pour métrorragies profuses.

Examen : spéculum : col sain ; le toucher ne fait pas saigner ; l'hystéromètre non plus. Col paraît déchiqueté avec légère infiltration du ligament gauche.

M. le Dr Gassey conclut, non à néoplasme mais à métrorragies de la ménopause.

3 juillet 1920.—Application de 2 tubes de radium, bout à bout, dans une sonde, dans cavité utérine.

Durée : quarante-huit heures. Dose, 22,5 millicuries.

Mars 1921. — Excellent état général ; plus de métrorragies.

Des statistiques publiées récemment par les Américains et les Allemands, nous retiendrons ceci : la plupart des métrorragies de cause encore indéterminée, et qui ont été traitées par le radium, sont guéries. Ce sont celles que Krœnig a appelées « métropathies hémorragiques », Kelly, « myopathies hémorragiques », termes qui sont aussi vainement satisfaisants que « métrorragies dites essentielles » et Schrœder, frappé de l'influence remarquable du radium sur ces pertes de sang utérines, sans étiologie bien nette, proposait, il y a peu de temps, d'établir le diagnostic des hémorragies utérines, « ex juvantibus » : « Il s'agit de métrorragies justiciables du radium, si le traitement gynécologique habituel est sans action. »

Au dernier Congrès de Bruxelles, M. Degrais relatait les bons résultats de la curiethérapie « qui guérit les métrorragies dont le seul signe est l'hémorragie ». MM. J.-L. Faure et Legueu, Mmes Fabre et Laborde consignent des résultats semblables. Et M. Siredey ne disait-il pas au dernier Congrès de Gynécologie de Paris, après avoir cité la convaincante observation de Thesese X : « J'ai eu l'occasion de confier à mon assistant et ami le Dr Gagey, pour un traitement par le radium, d'autres jeunes filles et quinze femmes présentant des hémorragies qui me paraissaient liées ni à un myome ni à une affection cancéreuse ; les résultats ont été excellents, sauf chez deux de nos malades, une femme de 34 ans traitée par une dose de 4,30 millicuries, dont les pertes persistèrent jusqu'à ce qu'une dose plus forte de

23,93 millicuries fut appliquée (1), et une autre jeune femme de 27 ans, mère de deux enfants, chez laquelle il existait une appendicite chronique, avec double ovarite scléro-kystique et utérus fibromateux. On dut recourir à une ablation totale des organes, qui fut suivie d'une guérison complète.

Chez nos 5 jeunes filles, les métrorragies, qui dataient de la puberté, ne faisaient qu'augmenter avec les années. Elles ne correspondaient à aucun symptôme net d'insuffisance endocrinienne et elles avaient résisté à tous les essais de thérapeutique médicale : hamamélis, ergot de seigle et ses dérivés, injections hypodermiques de rétropituine, chlorure de calcium par la voie gastrique ou rectale, repos au lit, glace sur le ventre, attouchements intra-utérins de chlorure de zinc à 1/5, de perchlorure de fer, injections hypodermiques de sérum, etc...

Nous avons eu un remarquable succès chez une femme exsangue presque mourante, si faible qu'aucun chirurgien n'aurait osé l'opérer. Une forte dose de radium arrêta d'emblée l'hémorragie, et la femme guérit... Je me suis trouvé là en présence de cas exceptionnels dont l'intensité, la prolongation des pertes de sang avaient un caractère réellement inquiétant, d'autant plus que je ne voyais pas le moyen d'en venir à bout par les nombreux procédés thérapeutiques que j'avais employés, et qu'il me paraît inutile d'énumérer ici. Pour deux de ces jeunes filles au moins, je n'hésitais qu'entre l'hystérectomie et la radiumthérapie ; c'est ce qui m'a fait choisir cette dernière, et les autres

1. Il s'agit de Mlle E. dont nous avons rapporté tout au long l'observation précédemment : observation 2, chapitre résultats, p. 55-56.

malades me paraissaient suivre la même pente. Toutes sont guéries ; elles ont conservé leurs règles et l'une d'elle a eu un enfant vivant. Je ne vois là rien qui soit de nature à me faire regretter la ligne de conduite que j'ai suivie. »

CONCLUSIONS

1° Les causes des métrorragies sont extrêmement nombreuses : ce sont, tantôt des causes locales évidentes ou tout au moins probables. Tantôt, les hémorragies utérines sont l'expression d'un état général morbide ou d'une dyscrasie sanguine ;

2° Quand on a fait la plus sévère critique étiologique des métrorragies, il n'en reste pas moins un certain nombre, dont l'origine reste inexpliquée. Ce sont celles-là que nous qualifions, faute de mieux, de « métrorragies dites essentielles ». Nous entendons par là, que si leur cause en reste obscure, elles n'en forment pas moins un groupe clinique défini ;

3° A titre d'hypothèses, nous pensons qu'on peut les attribuer, ou à l'hyperémie juvénile, telles que les épistaxis de la puberté, ou à des fluxions passagères, ou encore, à la rupture de vaisseaux, de varicosités, de télangiectasies capillaires ;

4° Ce sont des écoulements sanguins qui surviennent chez des jeunes femmes ou même de toutes jeunes filles, ou bien aux approches de la ménopause.

Chez un certain nombre, la virginité incontestable élimine toute hypothèse infectieuse ;

5° Le seul signe de ces métrorragies, est l'hémorragie. L'absence de tous les autres symptômes des « états utérins » (douleurs, pertes blanches, modifications de l'utérus) constitue une symptomatologie négative de premier ordre, et est le principal élément de diagnostic différentiel ;

6° On peut distinguer à ces « métrorragies idiopathiques » une forme aiguë et une forme chronique : la première peut être très grave et menacer l'existence ;

7· Les lésions qui provoquent ces écoulements « dits essentiels » sont certainement minimes, et sans doute fugaces. Toutefois, il en est une qui nous paraît quasi-constante, c'est l'aptasie de la muqueuse utérine ;

8° La thérapeutique sera d'abord celle de la métrite hémorragique.

Les formes légères sont justiciables d'un traitement médical dont le repos absolu au lit sera la base.

Les formes aiguës obligent à recourir au curettage.

Les formes chroniques réclament également le curettage.

Les formes récidivantes et les échecs du curettage seront le triomphe de la radiumthérapie qu'il ne faut toutefois utiliser qu'avec prudence chez les jeunes filles et les jeunes femmes (de 1.61 à 6 millicuries détruits) et de 15 à 30 millicuries détruits, aux approches de la ménopause.

C'est grâce à la curiethérapie qu'on pourra éviter l'hystérectomie, moyen héroïque autrefois, dans les cas désespérés.

BIBLIOGRAPHIE

Bachelier. — Les métrorragies vaginales. Thèse Paris, 1899.

Béclère. — Curiethérapie métrites hémor. (Gyn. et obst., t. IV, n° 5, 1921, p. 48).

Beguigneuf. — Métror. de l'adolescence (Tribune médicale, 1897).

Blanc. — Métrite. virg. hémorragique (Loire médicale, déc. 1896).

Bourdeaux (G.). — Les ménorragies de la puberté par dyscrasie sanguine. Thèse Paris, 1920.

— Revue française de gyn. et obst., t. XV, n° 3, mars 1920, p. 110.

Bourigault. — Métror. essent. et crépusculaires ménopause (Gaz. méd. Paris, LXXX, 1914, p. 48).

— Métror. hémor. vierge (Presse médicale, 1920, p. 70).

Bouton. — De la métrite chez les vierges. Thèse Paris, 1896-1897.

Castan. — Métrorr. des jeunes filles (Journ. de clin. et thér. inf., 1898).

Costales Latatu. — Métrorr. chez vierges. La Havane, n° 57, mai-juillet, 1919 (Revue Cuba d'Obst. y Gynécol.).

Dalché. — Métror. vaginales (Journ. de Méd. et de Chir. gynécol., n° 2, 1904).

— Hyperovarie (Gaz. des Hôp., 3 juillet 1906).

— Métror. dans les maladies du cœur (Soc. méd. Hôp., 1897).

— Leçons cliniques et thérap. sur les maladies des femmes, 1921.

Dalché et Robin. — Traitement médical des maladies des femmes, 1922.

Darcanne-Mouroux. — Ménopause précoce. Thèse Paris, 1904.

Degrais. — Indications et technique de radiumthérapie dans trait. des ménor. et métror. (Revue franç. Gyn. et Obst., t. XIV, déc., 1919, p. 434).

Denis. — Ménorragies des jeunes filles. Thèse Paris, 1921.

Dupuy. — Métro-essentielles. Thèse Paris, 1892.

Durosiez. — Rétrécissement mitral pur (Archives gén. de Méd., 1875).

Droyer (W.-A.). — Hémor. utérines essent. (Soc. méd. New.-Jersey, 17 juin 1920, in Med. Rev., 4 sept. 1920, p. 414).

Faure et Siredey. — Traité de Gynécologie, 1910.

Findley. — Artério-sclérose de l'utérus et métror. (Rev. gyn. t. X, 1086, p. 308).

Gallard. — Leçons sur les maladies des femmes, 1879.

Geist (S.-H.). — Méthode conservatrice dans hémor ut. dites essent. (Surgeon gyn. et obst., t. XXXI, n° 2, août 1920, p. 170).

Goudal. — Syndrome adiposo-génital d'origine hypoph. Thèse Paris, 1919.

Granito Vetere. — Métror. infantiles (Rev. Gyn. et chir. abd., 1898, p. 357).

Herloghe. — Influence des produits thyroïdiens sur organes génit. (Sem. méd., 1896).

Jayle. — De l'insuffisance ovarienne (Revue gyn. et chir. abd., 1901).

Jeanne. — Des métrorragies dites essentielles (Normandie médicale, 1er mars 1922).

Kœnig. — Curiethérapie des métrites hém. en dehors du cancer et du fibrome (Gyn. et Obst. oct. 21, t. IV).

Laborde (Mme). — Radiumthérapie in Sergent, Ribadeau-Dumas, Babonneix, t. XXXII, 1921.

Lévi et Rotschild. — Nouvelles études sur physiopath. corps thyr. des autres gl. endocrin., 1910.

Lwow. — Hém. au moment de la ménopause (Bull. thérap., 1904).

Nigel Stark. — Some bess com. causes of ménor. (Glasgow médical journal, 1895).

Orloff. — Trait. hémor. ménopause (Wratch, 1897, n° 11).

Ozenne. — Dégénérescence scléreuse d'orig. syph. (IV⁰ Congrès Gynéc. Rouen, 1904).

Pallarès. — Métror. chez vierges. Thèse Montpellier, 1906-1907.

Pozzi. — Traité de Gynécologie.

Richelot. — Chirurgie de l'utérus.

Rouville (de). — Métror. chez hémophile vierge (Rev. Gyn. et Chir. abd., 1908.

Schmidt. — Métror. et métrite hémorr. Thèse Paris. 1896.

Siredey (A.). — Journal Praticiens, 1899, p. 97. Métror. essent., jeunes filles.

— Dictionnaire de Méd. et de Chir. pratique. Article « métrite ».

Siredey (A.) et *Lemaire.* — Métror. vaginales. Etude histolo. de muqueuse dans une forme particul. de métror. observ. chez jeune fille (Congrès de Toulouse, 1910).

— Métrorragies essent. (Journal Méd. et Chirurgie, 1900, p. 67).

— Dysménorrhée et métror. ut. d'origine intest. (Congrès de Bruxelles, sept. 1919).

— Métror. des jeunes filles (Journ. Méd. et Chir., 10 juin 1921). Radiumthérapie (Siredey, Rubrens-Duval, Gagey).

Sicard. — Artério-sclérose, métrorr. de l'utérus. Thèse 1909.

Snéguireff. — Hémorr. utér. Article « Ménopause ». Trad. Paris, 1886.

Stang (C.-J.). — Radiumthérapie de la mémorr. (Annales Journal of Rœntgen, New-York, t. VII, n⁰ 8, août 1920, p. 379).

Vinay. — « La Ménopause ».

Wallace. — Hémor. à l'approche de ménopause (Rev. gynécol., 1905).

Walls (M.-N.-K.). — Métrorragies rebelles jeune fille (Revue Gyn. et Chir. abd., 1904).

Wickham et Degrais. — Radiumthérapie, 1912.

Weil (P.-E.). — Hémorragies et troubles de coagulation sanguine (Société Biologie, 27 avril 1914).

— Ménorragies de la puberté (Soc. méd. des hôpitaux, 1913).

Imp. de la Faculté de Médecine, 15, rue Racine. Paris. — 5515-21

www.ingramcontent.com/pod-product-compliance
Ingram Content Group UK Ltd.
Pitfield, Milton Keynes, MK11 3LW, UK
UKHW022128070726
13613UKWH00003B/1290